BEI GRIN MACHT SICH IHR WISSEN BEZAHLT

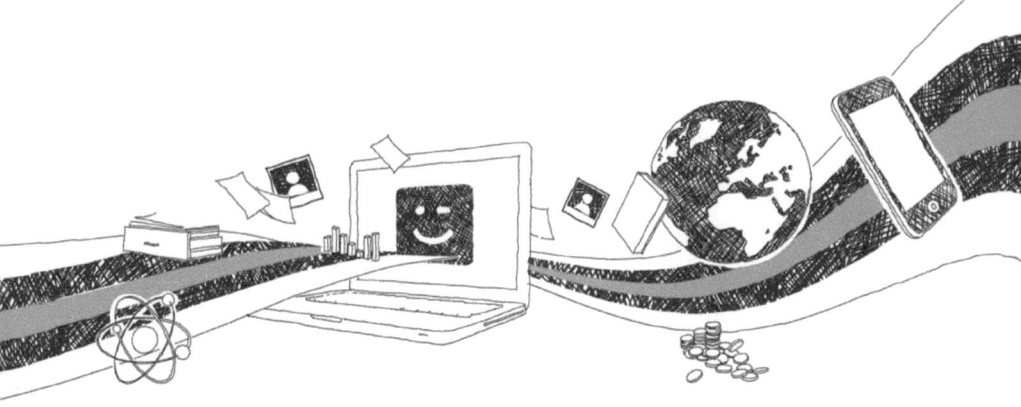

- Wir veröffentlichen Ihre Hausarbeit,
  Bachelor- und Masterarbeit

- Ihr eigenes eBook und Buch -
  weltweit in allen wichtigen Shops

- Verdienen Sie an jedem Verkauf

Jetzt bei www.GRIN.com hochladen und kostenlos publizieren

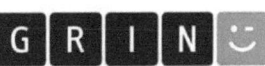

Bibliografische Information der Deutschen Nationalbibliothek:

Die Deutsche Bibliothek verzeichnet diese Publikation in der Deutschen National-
bibliografie; detaillierte bibliografische Daten sind im Internet über http://dnb.d-
nb.de/ abrufbar.

Impressum:

Copyright © 2019 GRIN Verlag
Druck und Bindung: Books on Demand GmbH, Norderstedt Germany
ISBN: 9783346061317

Dieses Buch bei GRIN:

https://www.grin.com/document/505361

Marie-Louise Quednow

Prävention von Gesundheitsproblemen durch mangelnde Bewegung bei älteren Menschen. Gesundheitsmanagement im Sport

GRIN Verlag

GRIN - Your knowledge has value

Der GRIN Verlag publiziert seit 1998 wissenschaftliche Arbeiten von Studenten, Hochschullehrern und anderen Akademikern als eBook und gedrucktes Buch. Die Verlagswebsite www.grin.com ist die ideale Plattform zur Veröffentlichung von Hausarbeiten, Abschlussarbeiten, wissenschaftlichen Aufsätzen, Dissertationen und Fachbüchern.

Besuchen Sie uns im Internet:

http://www.grin.com/

http://www.facebook.com/grincom

http://www.twitter.com/grin_com

Deutsche Hochschule für

Prävention und Gesundheitsmanagement

Hermann Neuberger Sportschule 3

66123 Saarbrücken

Einsendeaufgabe

Fachmodul: Gesundheitsmanagement im Sport

Studiengang: Sportökonomie B.A.

Datum
Präsenzphase: 19.08.22019-22.08.2019

Inhaltsverzeichnis

1 Bedarfsanalyse „Prävention von bewegungsmangelbedingten Gesundheitsproblemen bei älteren Menschen durch gesundheitssportliche Aktivitäten"

Folgend wird der Themenschwerpunkt „Prävention von bewegungsmangelbedingten Gesundheitsproblemen bei älteren Menschen durch gesundheitssportliche Aktivitäten" genauer beleuchtet und anhand von Empfehlungen anerkannter Fachgesellschaften mit dem tatsächlichen Bewegungsverhalten älterer Erwachsenen Deutschlands erörtert.

1.1 Bewegungsempfehlungen und Bewegungsverhalten

Um Empfehlungen entsprechend der Einordnung der genannten Personengruppe filtern zu können muss diese vorab definiert werden. Sprechen wir von älteren Menschen, sprechen wir umgangssprachlich von Senioren. Gemäß des Studienmoduls bezieht sich der Ausdruck auf die Bevölkerungsgruppe ab einem Alter von 65 Jahren. Die World Health Organisation, kurz WHO, sammelt Daten zum Gesundheitsverhalten, wertet diese aus und gibt aufgrund von veränderten Umwelteinflüssen, Globalisierung, verändernde Mobilität, um nur einige Einflussgrößen zu benennen, Empfehlungen zur Umsetzung eines angemessenen Gesundheitsverhalten heraus. Im Jahr 2011 hat die WHO empfohlen, dass sich Personen ab dem 65. Lebensjahr wöchentlich für mindestens 150 Minuten, zu jeweils mindestens 10 Minuten, innerhalb eines moderaten aeroben Belastungsgefüge körperlich betätigen sollen. Zusätzlich empfiehlt die Institution im Konkreten zwei Mal wöchentlich eine Belastung in Form eines Krafttrainings, sowie zwei Mal wöchentlich ein Balancetraining. Das Krafttraining soll dem Erhalt der vorhandenen Muskulatur dienlich sein und das Balancetraining einer Prophylaxe gegen Stürze, da eine Heilung gebrochener Knochen zum einen wesentlich länger dauert als bei jüngeren Personengruppen, zum anderen ist die Knochendichte älterer Leute zumeist geringer, was beispielsweise einen Bruch begünstigt. Eine Begründung der Empfehlung des Herausgebers selbst fasst zusammen, dass diese dem Erhalt der Herz-Lungen-Funktion und Skelettmuskulatur, sowie der Optimierung, oder auch Eindämmung von Risikofaktoren und Erkrankungen dienlich sein soll (WHO, 2011). Drei Jahre später veröffentlichte das Robert-Koch-Institut eine Studie über die Verhaltensweisen der definierten Personengruppe. Aus dieser geht hervor, dass Männer im Alter von 60-79 Jahren lediglich zwischen 16,5% bis 19,3% nach Empfehlung der WHO, Frauen hingegen liegen nur noch bei 11% bis 16,8%, körperlich aktiv sind. Ebenso ist eine Tendenz zu verzeichnen, dass die Aktivität sich mit zunehmenden Alter in dem Bereichen von 60 bis 69 Jahren und 70 bis 79 Jahren bei den Männern um 2,8% und bei den Frauen um weitere 5,8% verringert (Krug et al., 2013, S. 768). In der Niederschrift wurden vergangene Studien mit derer verglichen und es wurde eine signifikante Steigerung der sportlichen Aktivitäten im Alter notiert, welche jedoch noch immer unterhalb der Empfehlung der WHO aus dem Jahr 2011 liegt. Eine Begründung dieser Entwicklung findet der Verfasser an dem zunehmenden Angebot für sportliche Aktivitäten (Krug et al., 2013, S. 769). Auch Krankenkassen verfolgen die demografischen Entwicklungen im eigenen Interesse. Die Techniker Krankenkasse belegte 2016, dass eine Betroffenheit chronischer Krankheiten 49% aller Personen in einem Alter von über 70 Jahren betrifft (Techniker Krankenkasse, 2016, S. 7). Zusammengefasst kann gesagt werden, dass die von der World Health Organisation herausgegeben Empfehlung, sich wöchentlich für 2,5 Stunden sportlich zum Erhalt der eigenen Physis zu betätigen, nur ein geringer Bruchteil der Bevölkerung erfüllt, obwohl dieser im Vergleich noch älterer Studien bereits einen Anstieg verzeichnet.

1.2 Datenlage zum Gesundheitsproblem

Die unter 1.1 zusammengefassten wissenschaftlichen Beiträge werden nun weiter vertieft, sowie ausgebaut. Der bereits angesprochene demografische Wandel hat aufgrund medizinischer Fortschritte und dem bestehenden Sozialsystems innerhalb Deutschlands auch Auswirkungen auf unsere Volkswirtschaft. Die immer älter werdende Bevölkerung hat zur Folge, dass im Jahr 2030 mehr als ein Drittel in einem Alter von über 60 Jahren sein wird, was wie bereits angedeutet ernst zu nehmende Auswirkungen auf unser Gesundheitssystem hat (Robert-Koch-Institut, 2016, S. 38). Eine unabwendbare Tatsache ist zudem, dass auch der Anteil chronisch Erkrankter zunehmen wird. Der prognostizierte Anstieg beläuft sich bei den Männern auf 68% und bei den Frauen auf 76% (Robert-Koch-Institut, 2016, S.39). Der häufigste Risikofaktor leitet sich aus einem geschwächten Herz-Kreislaussystem ab. Im Jahr 2006 resultierten 44% aller Sterbefälle aus diesem Risikofaktor heraus. Auch starkes Übergewicht in Form von Adipositas und psychische Belastungen, Diabetes mellitus Typ II, Bluthochdruck, Rückenprobleme in Form von Schmerzen, Hypertonie und weitere Volkskrankheiten führen zu chronischen Krankheiten und gehören ebenfalls als Risiko einzustufen (Böhm, Tesch & Ziese, 2009). Eine besonders hohe Prävalenz zeigt sich bei Senioren in dem Krankheitsbild der Demenz und

Depression. Welche Auswirkungen in den Jahren 2005 bis 2016 auf die Volkswirtschaft hatte, veröffentlichte das Statistische Bundesamt 2018. 2005 gab es eine pro Kopf Belastung von rund 3000,00€, 2016 lag der Betrag bereits bei fast 4500,00€. Konkret wurden in Summe ausgedrückt 365,5 Milliarden Euro für den primären Gesundheitssektor im Jahr 2016 getätigt (Statistisches Bundesamt, 2018). Das Statistische Bundesamt veröffentlichte im März 2019 die Ausgaben für den Primären Gesundheitssektor aus dem Jahr 2017. Der Kostenblock ist innerhalb von einem Jahr um 4,7% angestiegen, somit ist eine pro Kopf Summe von 4544,00€ ermittelt worden. In Zahlen ausgedrückt wurden im Vergleich zum Vorjahr 16,9 Milliarden Euro mehr ausgegeben.

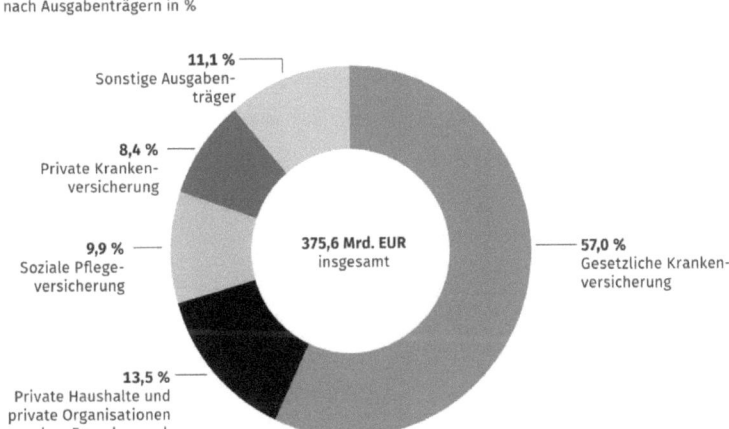

Abbildung 1: Gesundheitsausgaben in € pro Kopf 2017 (Statistisches Bundesamt, 2019)

Der Abbildung ist ein Anstieg der Ausgaben über weitere 545,00€ pro Einwohner zu entnehmen. Auch die Politik ist gezwungen sich mit dieser Entwicklung zu befassen. So sind bereits Themen wie das Kapitaldeckungsverfahren, bei dem es um die Ausgestaltung von Alterssicherungssystemen neben den staatlichen sozialen Sicherungen geht an der Tagesordnung (Bundeszentrale für politische Bildung, 2016). Diese Entwicklung ist dem Staat nicht unerwartet entgegen getreten. Bereits 1998 wurde im Deutschen Bundestag manifestiert: „Das Umlageverfahren vertraut auf die Stabilität der Lohn- bzw. Erwerbseinkommen und ist daher mit Arbeitsmarktrisiken und demographischen Risiken behaftet. Das Kapitaldeckungsverfahren vertraut auf die Stabilität der Kapitalmärkte bzw. der Kapitaleinkommen und ist damit insbesondere den Risiken von Inflation und Kursverlusten ausgesetzt (Bundeszentrale für Politische Bildung, 2016). Es ist also nicht nur dem demografischen Wandel, sondern auch unserem damit verbundenen Sozialnetz besondere Aufmerksamkeit zu zuwenden. Gesetzliche Krankenkassen reagierten vor einigen Jahren mit einer Zuzahlung für Arznei durch den Patienten. Die Zuzahlung beläuft sich auf höchstens 10,00e und ist ausschließlich auf verschreibungspflichtige Medikamente anwendbar. Ausgenommen aus der Zahlungspflicht sind Kinder und Judengliche unter 18 Jahren. Zum Schutz einer zu hohen finanziellen Belastung des Bürgers ist festgehalten, dass die mindestens 5,00€, maximal 10,00€ für verschreibungspflichtige Medikamente aufgewendet werden müssen. Die Obergrenze aller Zuzahlungen liegt bei zwei Prozent des Bruttoeinkommens auf ein Kalenderjahr bezogen. Für chronisch Erkrankte liegt die Grenze bei einem Prozent. Ist die jeweilige Grenzmarke erreicht, ist der Bürger von weiteren Zuzahlungen bis zum Ende eines Kalenderjahres befreit (Bundesministerium für Gesundheit, 2017). Handlungsnotwendigkeit zur Entlastung der Volkswirtschaft wäre es anhand der aufgezeigten Datenlage, dass Arbeitszeitmodelle angepasst werden, sodass die Erwerbsfähigkeit länger anhält. Ebenso könnten staatlich geförderte Altersvorsorge Maßnahmen die private Altersvorsorge attraktiver gestalten. Ein Umkehrschluss daraus wäre eine marginale Entlastung aller Berufstätigen. Die gesundheitliche Aufklärung könnte noch weiter ausgebaut werden, um der Bevölkerung Perspektiven zur aktiven und gesunden Lebensgestaltung aufgezeigt werden.

2   Wirksamkeit körperlicher Aktivität

In der folgenden Tabelle wird anhand zweier Forschungsergebnisse die Wirksamkeit körperlicher Aktivität in Bezug auf bewegungsmangelbedingter Erkrankungen dargestellt.

Tabelle 1: Wirksamkeit körperlicher Aktivitäten (eigene Darstellung)

Literaturquelle	Forschung 1	Forschung 2
Literaturquelle	Pahor, M., Guralnik, J.M., Ambrosius, W.T., Blair, S., Bonds, D.E., Church, T.S. et al. (2014). *Effect of Structured Physical Activity on Prevention of Major Mobility Disability in Older Adults*. Jama, 311 (28), 2387-2396	Tomeleri, C.M., Souza, M.F., Burini, R.C., Cavaglieri, C.R., Ribeiro, A.S., Antunes, M. et al. (2018). *Resistance training reduces metabolic syndrome and inflammatory markers in older women: A randomized controlled trial. Journal of Diabetes*, 10 (4), 328-337
Hintergrund und Fragestellung	Hintergrund der Studie war es herauszufinden, ob ein über einen längeren Zeitraum angelegtes Trainingsprogramm im Alter besser vor Einschränkungen schützen kann als klassische Bildungsprogramme. *Effect of Struc-tured Physical Activity on Preven-tion of Major Mobility Disabil-ity in Older Adults*	Hintergrund der Studie war ein 12 wöchiges Sportprogramm für ältere Frauen, die unter dem metabolischen Syndrom und Biomakern leiden. *Resistance training re-duces metabolic syndrome and inflammatory markers in older women: A randomized controlled trial*
Methodik	1635 Personen im Alter von 70 bis 89 Jahren wurden über 2,5 Jahre in zwei Gruppen eingeteilt. Gruppe 1 unterzog sich einem Training, welches 2 Mal wöchentlich in einer Einrichtung und 3-4 Mal im privaten Rahmen umgesetzt werden sollte. Gruppe 2 absolvierte Workshops zum Thema Gesund Altern. Die-	53 Personen, +-5,7 Jahre, wurden einer Widerstand-Trainingsgruppe (TG) zugeordnet. Das Programm belief sich auf 12 Wochen. Gruppe 2 diente als Kontrollgruppe (KG) und hat kein Training erfahren. Zur zusätzlichen Kontrolle wurde willkürlich Probanden Blut entnommen, um nach den 12 Wochen Blutwerte der TG, sowie der KG

Literaturquelle	Forschung 1	Forschung 2
Methodik	sem inkludiert waren Stretching Übungen für die oberen Extremitäten. Zur Auswertung der morphologischen Anpassungen sollten am Ende der Untersuchungszeit alle Probanden eine 400 Meter laufen.	zu vergleichen. Ernährungsgewohnheiten fanden keine weitere Beachtung innerhalb der Untersuchung.
Ergebnisse	Gruppe 1 wies Einschränkungen in der Mobilität zu 30,1% auf. In der Gruppe 2 waren es sogar 35,5%. Andauernde Einschränkungen in Gruppe 1 wiesen 14,7%, in Gruppe 2 19,8% auf.	20,4% der TG konnte verbesserte Blutzuckerwerte verzeichnen. Die KG verzeichnete sogar eine Verschlechterung von 0,3%. Zudem wurde der Hüftumfang aller Probanden notiert. Die TG wies eine positive Veränderung von 1,5% auf, die KG hingegen eine weitere Verschlechterung von 2%. Die Häufigkeiten des metabolischen Syndroms verlief bei der TG ohne Veränderungen, bei der KG wurde erneut eine Zunahme von 18% notiert. Der Tumornkrosefaktor verbesserte sich bei der TG um erfolgreiche 28,6%, bei der KG verschlechterte er sich sogar um 34,5%.
Diskussion und Schlussfolgerung	Diskussionspunkt aufgrund der vorliegenden Ergebnisse ist die Überlegung Bildungsprogramme als sekundäre Maßnahme zu betrachten, bzw. als ergänzende Maßnahme. Eine deutlich positivere Auswirkung kann die Versuchsgruppe 1 aufweisen. Aktive körperliche Ertüchtigung kann älteren Menschen	Unabhängig von der Ernährung konnte in der TG nachweislich eine Verbesserung der Gesundheitssituation festgehalten und bestätigt werden. Diskussion und Überlegung könnte sein zukünftige derartige Krankheitsbilder durch sportliche Betätigungen in Form einer Optimierung zu begleiten.

Literaturquelle	Forschung 1	Forschung 2
Diskussion und Schlussfolgerung	helfen sich vor Einschränkungen bedingt zu schützen, bzw. diese hinauszuzögern.	

3 Zielgruppe

Die Zielgruppe für das Gesundheitssportkonzept basiert auf der Empfehlung zur Eindämmung von Risikofaktoren. Der Erhalt und die Stärkung der Herz-Lungen-Funktion rückt hierbei in den Fokus des Konzeptes (WHO, 2011). 44% aller Todesfälle basieren auf Erkrankungen des Herz-Kreislauf-Systems (Böhm, Tesch & Ziese, 2009). Das Statistische Bundesamt teilte mit, dass 136.973 Männer und 181.659 Frauen ab dem 65. Lebensjahr an Kreislauferkrankungen starben (Statistisches Bundesamt, 2019).). Da der Erkrankungsgrad und die Häufigkeit chronischer Erkrankungen vermehrt in der älteren Gesellschaft Deutschlands auftritt, wird ein sekundär präventives Konzept angestrebt. Es schließt alle Männer und Frauen ein, welche bereits Beschwerden und Leiden aufzeigen, jedoch nicht unter ärztlicher Aufsicht stehen. Wie bereits unter Punkt 1.1 erläutert leiden laut der Techniker Krankenkasse 49% aller über 70 jährigen unter chronischen Krankheiten (Techniker Krankenkasse, 2016, S. 7). Dieses Konzept richtet sich demnach an mindestens die Hälfte aller älteren Personen der Bundesrepublik. In der nachstehenden Tabelle wird die Zielgruppe konkret erfasst und dargestellt.

Tabelle 2: Gesundheitskonzept – Zielgruppendefinition (modifiziert nach DHfPG)

Alter in Jahren	ab 65
Geschlecht	männlich, weiblich, diverses
allg. Gesundheitszustand	BMI <25/>30 – Personen mit leichtem Übergewicht, Einordnung Primärprävention und Sekundärprävention
Gesundheitsprobleme/ -risiken	Übergewicht; Bluthochdruck; Bewegungsmangel
bisheriges Bewegungsverhalten	unzureichende sportliche Betätigung nach WHO (2011) für Personen ab dem 65. Lebensjahr
aktuelles Bewegungsverhalten	unzureichende sportliche Betätigung nach WHO (2011) für Personen ab dem 65. Lebensjahr
Kontraindikatoren	Hypertoniker; Adipositas

4 Ziele und Inhalte des Gesundheitskonzeptes

Da Übergewicht im engen Zusammenhang mit Kreislauf- und Herzproblemen steht (Steffel & Lüscher, 2011, S. 24) ist das Gesamtziel der Präventiven Maßnahme die Reduktion der Körpermasse in Kilogramm. Das Konzept beinhaltet einen standardisierten Nordic-Walking Kurs über 12 Wochen im Freien mit maximal 15 Teilnehmern. Pro Woche sollen zwei Kurse zu jeweils 45 Minuten stattfinden. Die angegebene Häufigkeit soll langjährige Verhaltensmuster aufbrechen und ist in sechs Kernziele, welche folgend tabellarisch dargestellt sind (Tab. 4). Die Örtlichkeit ist bewusst nicht an eine sportliche Einrichtung gebunden, um einer eventuellen Scheu vor Diesen vorzubeugen. Zudem handelt es sich um eine Umgebung, mit der sich die Meisten aller Teilnehmer identifizieren können. Die Sorge vor langfristigen Bindungen an ein Fitnessstudio, oder einen Verein kann ebenfalls als Kontraindikator ausgeschlossen werden. In Anlehnung der von der WHO 2011 veröffentlichten Empfehlung werden zusätzlich im Rahmen der einzelnen Einheiten Kraft- und Balancetraining Elemente integriert. Um eine möglichst kostendeckende Konzeption aufzustellen, entfallen aufgrund der Lokalität Kosten für Räumlichkeiten, Energie-und Wasserverbrauch und Ähnliches. Unumgängliche Posten der Finanzierung bilden sich aus Personal-und Equipment Aufwendungen, ein Maßband, sowie der SF-36-Fragebogen (Universitätsklinikum Hamburg-Eppendorf). Die Fragebögen, und das Maßband sollen den Prä-und Post-Ist-Zustand subjektiv, als auch objektiv festhalten. Optimierungen der Gesundheitszustände können so die Wirksamkeit einer zusätzlichen regelmäßigen körperlichen Aktivität belegen. Um auch dem Teilnehmer ein Nachhaltiges gesundheitssportorientiertes Angebot zu schaffen ist jede Kurseinheit nach dem gleichen Schema aufgebaut. Der Einstieg, um den geplanten Ablauf zu vermitteln, eine Informationsphase, in der Wissen effektiv und nachhaltig den Teilnehmern vermittelt werden soll, eine Erwärmung zur Vorbereitung der bevorstehenden zu verrichtenden körperlichen Aktivität, wobei auch die Technik der auszuführenden Bewegungsformen genau beleuchtet wird, der Hauptteil, Ausklang und die Abschussphase. In dem Hauptteil liegt der Fokus der Präventionsmaßnahme und soll circa 65-70% der gesamten Kurseinheit ausmachen. Der Ausklang dient der Dehnung und Entspannung. Ergänzt wird diese Phase erneut durch Wissensvermittlung in Form einer Wiederholung des bisher angeeigneten Wissens. Die Abschlussphase wird durch einem Ausblick zur kommenden Einheit und das Reflektieren der bewältigten Trainingsaufgabe gerahmt. Es soll motivierende und lobende Einflüsse auf den Teilnehmer haben. Die Tabelle drei und vier fassen gezielt die Kern-und Teilziele, sowie nochmals die Inhalte der einzelnen Komponenten zusammen.

Tabelle 3: Ziele und Inhalte eines gesundheitssportorientierten Konzeptes (eigene Darstellung)

Gesamtziel		
Reduktion der Körpermasse in Kilogramm		
Zieldimension Gesundheitswirkung		
Kernziel	Teilziele	Inhalte
Stärkung physischer Gesundheitsressourcen	• Steigerung der Ausdauerleistungsfähigkeit • Begleitende Optimierung der Kraft	• Aktivierung des Herz-Kreislaufsystems • Als Hauptteil Ausdauertraining, ergänzende Kräftigung der Muskulatur
Verminderung von Risikofaktoren	• Verminderung von Bewegungsmangel • Kardiologische Reduktion von Risikofaktoren	• Ausdauertraining in Form von Nordic-Walking (Hauptteil) • Vermittlung von Hintergrundwissen während der Einheiten
Stärkung psychosozialer Gesundheitsressourcen	• Steigerung des Wohlbefindens durch positives Körper-und Gruppenleben • Ausdauertraining als psychosoziales Element	• Soziale Elemente wie Spiele (z.B. Überholläufe) • Trainingsziele und deren Hintergründe vermitteln
Bewältigung von Beschwerden und Missempfindungen	• Reduktion von Übergewicht • Optimierung des subjektiven Leistungsniveaus	• Ausdauertraining (Hauptteil) • Vermittlung von Hintergrundwissen für eigenständige Umsetzung außerhalb des Kurses

11/17

Tabelle 4: Kernziele, Teilziele und Inhalt (eigene Darstellung)

Zieldimension Verhaltenswirkung		
Kernziel	Teilziele	Inhalte
Aufbau von Bindung an gesundheitssportliche Aktivitäten	• Integration und Sensibilisierung an eine regelmäßige sportliche Betätigung im Bereich Ausdauer • Fokussierung positiver Entwicklungen	• Ausdauertraining in Form des Hauptteils • Wissensvermittlung zum konkreten Trainings Ziel
Zieldimension Verhältniswirkung		
Kernziel	Teilziele	Inhalte
Verbesserung der Bewegungsverhältnisse	• Schaffung gesundheitsförderlicher Verhältnisse zur Fortsetzung des Erlernten • positive Settings schaffen	• Kompetenzvermittlung zur weiteren Umsetzung des Erlernten über den Kurs hinaus. • qualifizierte Übungsleiter

5 Literaturverzeichnis

Bundesministerium für Gesundheit (Hrsg.). (2017) *Zuzahlungsregelungen der gesetzlichen Krankenversicherung.* Zugriff am 03.09.2019. Verfügbar unter https://www.bundesgesundheitsministerium.de/fileadmin/Dateien/3_Downloads/A/Arzneimittelversorgung/Zuzahlungsregelungen_der_GKV.pdf

Bundeszentrale für gesundheitliche Aufklärung. (2017). *Forschung und Praxis der Gesundheitsförderung. Heft 03.* Köln: designbüro

Bundeszentrale für Politische Bildung (Hrsg.). (2016) *Rentenpolitik Pro und Contra.* Zugriff am 03.09.2019. Verfügbar unter https://www.bpb.de/politik/innenpolitik/rentenpolitik/223362/pro-und-contra

Bundeszentrale für politische Bildung (Hrsg.). (2019) *Kapitaldeckungsverfahren als Finanzierungsalternative?* Zugriff am 03-09.2019. Verfügbar unter https://www.bpb.de/politik/innenpolitik/rentenpolitik/223326/alternative-kapitaldeckungsverfahren

Böhm, K., Tesch-Römer, C. & Ziese, T. (2009). Gesundheit und Krankheit im Alter (Beiträge zur Gesundheitsberichterstattung des Bundes). Berlin: Robert Koch-Inst.

Krug, S., Jordan, S., Mensik, G.B.M., Müters, S., Finger, J.D. & Lampert, T. (2013). Körperliche Aktivität. Ergebnisse der Studie zur Gesundheit Erwachsener in Deutschland (DEGS1). Bunesgesundheitsblatt- Gesundheitsforschung - Gesundheits-schutz, 56 (5/6), 765-771

Pahor, M., Guralnik, J.M., Ambrosius, W.T., Blair, S., Bonds, D.E., Church, T.S. et al. (2014). *Effect of Structured Physical Activity on Prevention of Major Mobility Disability in Older Adults.* Jama, 311 (28), 2387-2396

Robert-Koch-Institut (Hrsg.). (2016). *Gesundheit in Deutschland – die wichtigsten Entwicklungen. Gesundheitsberichterstattung des Bundes.* RKI, Berlin. Zugriff am 22.08.2019. Verfügbar unter https://www.rki.de/DE/Content/Gesundheitsmonitoring/Gesundheitsberichterstattung/GBEDownloadsGiD/2015/kurzfassung_ge-sund-heit_in_deutschland.pdf?__blob=publicationFile

Statistisches Bundesamt (Hrsg.). (2019) *Gestorbene: Deutschland, Jahre, Todesursa-chen, Geschlecht* Zugriff am 03.09.2019. Verfügbar unter https://www-gene-sis.destatis.de/gene-sis/onine/data;sid=E82840EE66A0162EEBF7A560AD75BF68.GO_1_1?opera-tion=abruftabelleBearbeiten&levelindex=2&levelid=1567544592387&aus-wahloperation=abruftabelleAuspraegungAuswaehlen&auswahlverzeichnis=ord-nungsstruktur&auswahlziel=werteabruf&selectionname=23211-0004&auswahl-text=&werteabruf=Werteabruf

Statistisches Bundesamt. (Hrsg.). (2018). *Gesundheitsausgaben pro Kopf.* Zugriff am 22.08.2019. verfügbar unter https://www.desta-tis.de/DE/PresseSer-vice/Presse/Pressemitteilungen/2018/02/PD18_050_23611.html

Statistisches Bundesamt. (Hrsg.). (2019). Gesundheitsausgaben im Jahr 2017. Zugriff am 03.09.2019. verfügbar unter: https://www.destatis.de/DE/Themen/Gesellschaft-Umwelt/Gesundheit/Gesundheitsausgaben/_inhalt.html

Steffel, J. & Lüscher t.F. (2011). *Herz-Kreislauf.* Heidelberg: Springer

Techniker Krankenkasse. (2016). *Beweg Dich Deutschland! TK Bewegungsstudie 2016.* Hamburg: Techniker Krankenkasse. Zugriff am 22.08.2019. Verfügbar unter https://www.tk.de/centaurus/servlet/contentblob/819848/Datei/3221/TK-Bewe-gungs-studie-2016-Beweg-dich-Deutschland.pdf

Tomeleri, C.M., Souza,M.F., Burini, R.C., Cavaglieri, C.R., Ribieiro, A.S., Antunes, M. et al. (2018). Resistance training reduces metabolic syndrome and inflammatory markers in older women: A randomized controlled trial. Journal of Diabetes, 10 (4), 328-337 13/14

Universitätsklinikum Hamburg-Eppendorf (Hrsg.). *Fragebogen zum Gesundheitszustand (SF-36)* Zugriff am 03.09.2019. Verfügbar unter https://www.familienmedizin-bre-men.de/news/SF36_LQ_Fragebogen_01.pdf

World Health Organization. (2011). *Global recommendations on physical activity for health 65 years and above*. Geneva. Zugriff am 22.08.2019. Verfügbar unter: https://www.who.int/dietphysicalactivity/physical-activity-recommendations-65years.pdf?ua=1

5.1 Abbildungsverzeichnis

5.2 Tabellenverzeichnis

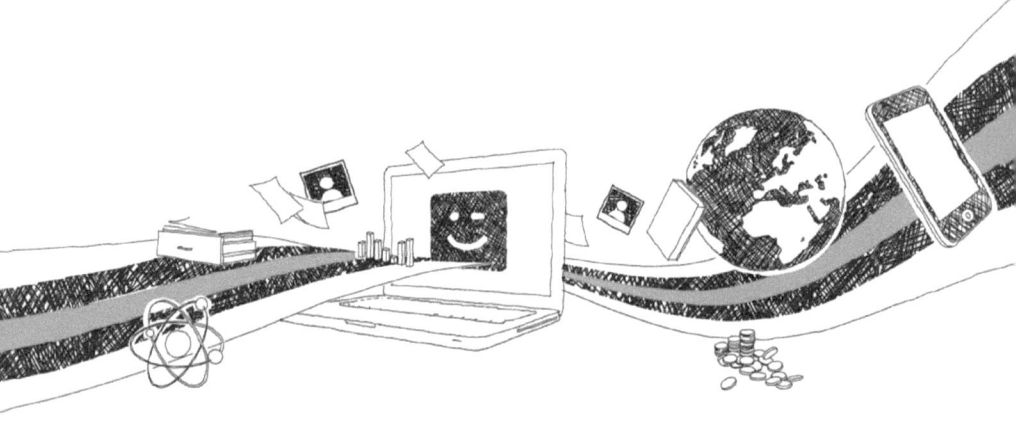
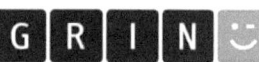